AF321925

DE LA RADIOGRAPHIE DU BASSIN
DE LA FEMME ADULTE

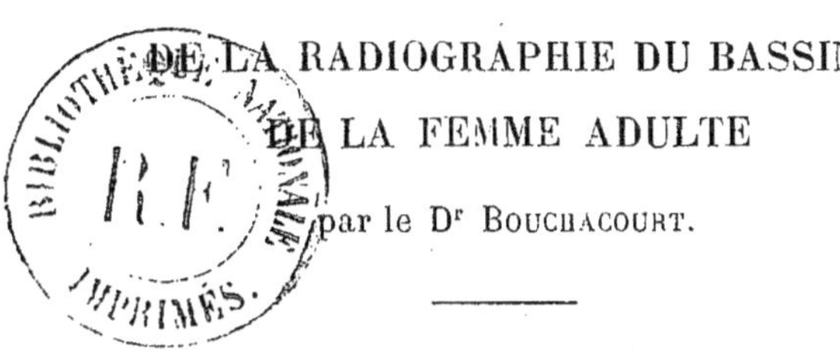

par le Dr BOUCHACOURT.

GÉNÉRALITÉS

Au Congrès de Moscou, en août 1897, M. le professeur Budin a présenté, reproduite sur papier photographique, une belle radiographie de bassin oblique ovalaire de Nægele, faite par M. le Dr Bordas. La pose avait été de trois quarts d'heure en décubitus dorsal.

Le plein succès de l'opération était dû, en partie, à ce que cette femme, qui avait eu 10 grossesses antérieures, était d'une maigreur assez marquée.

A la même séance du Congrès, M. Varnier présenta des clichés pelvigraphiques sur verre.

Depuis cette époque, de nombreux expérimentateurs ont fait des radiographies de bassins symétriques et asymétriques.

Les résultats ont été très variables suivant l'habileté des opérateurs, la puissance des ampoules, et l'embonpoint des femmes soumises aux rayons de Röntgen.

Dans le n° du 29 septembre 1898 [1] des *Deutsche Klinische Wochenschrift*, R. Müllerheim (de Berlin), ancien assistant de Freund, a fait connaître l'état de la question dans un article intitulé : « *Sur la valeur des rayons de Röntgen en obstétrique.* »

Après avoir rappelé que, à Moscou, M. Varnier avait montré qu'on pouvait reproduire ainsi exactement le bassin, comme si on voyait le squelette, dans ses rapports avec la colonne vertébrale et avec les fémurs, Müllerheim énumère les progrès qui ont été réalisés sur ce sujet depuis cette époque.

On peut maintenant, d'une façon presque certaine, constater, dans les cas de bassin douteux, s'il y a ou non difformité, s'il y a ou non asymétrie, et enfin quel est le siège de la difformité : atrophie, ankylose, spondylolysthésis, etc.

---

[1] Page 619, n° 39.

A l'aide des rayons de Röntgen enfin, M. Varnier a pu voir, après la symphyséotomie, si la symphyse pubienne était ou non ossifiée, et quel était le degré d'écartement des pubis.

Cette constatation est d'ailleurs beaucoup plus simple et plus facile au moyen de l'endodiascopie [1], qui permet d'examiner direc-

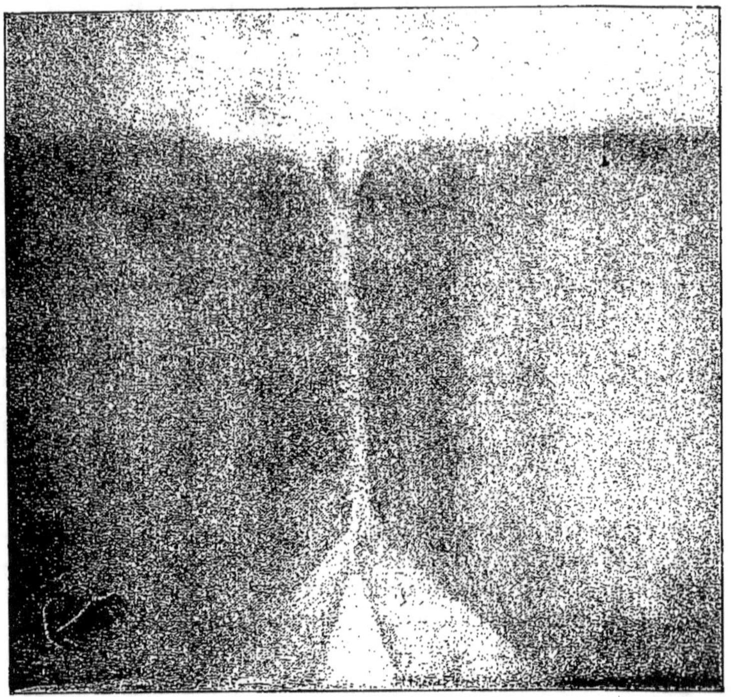

Fig. 1. — Symphyse pubienne. — Femme de 40 ans n'ayant pas accouché depuis 18 ans.

tement, à l'écran fluorescent, la symphyse pubienne, le coccyx et le sacrum, et d'en faire très facilement la radiographie isolée. Les figures de 1 à 4 ont été obtenues par ce procédé.

MÉTHODE DE PELVIMÉTRIE DIRECTE

Il est certainement venu à l'esprit de tout le monde, dès la découverte de Röntgen, de mesurer directement les dimensions

[1] Endoscopie par les rayons de Röntgen. Bouchacourt, *Thèse de Paris*, 1898. Rapport au Congrès de Boulogne de l'AFAS (septembre 1899).

d'un bassin sur son épreuve radiographique. Mais la simple réflexion a montré immédiatement la naïveté de ce procédé.

En effet, sur les radiographies ordinaires, il est impossible de prendre des mensurations représentant exactement les dimensions des organes reproduits, et cela parce que l'image radiographique est une ombre portée projetée par les rayons sur la plaque photographique.

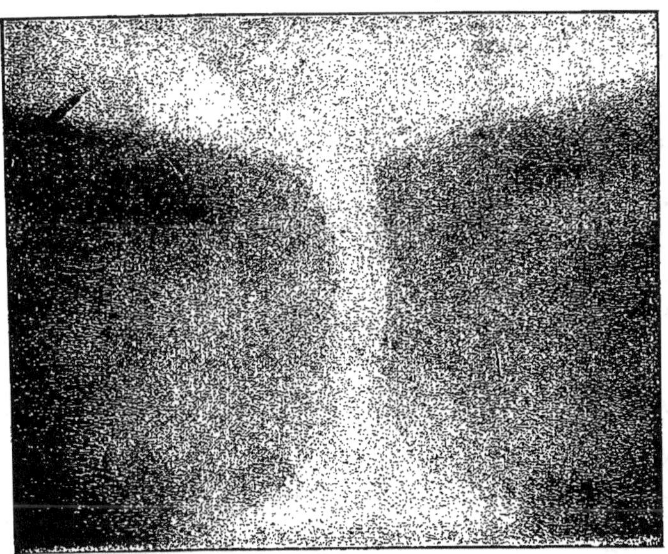

Fig. 2. — Symphyse pubienne d'une femme ayant accouché depuis 3 semaines (clinique Tarnier).

Ces ombres subissent forcément, dans plusieurs sens, des déformations qui sont plus ou moins considérables, de même que l'agrandissement, suivant que l'objet est plus ou moins loin de la plaque photographique, et que le tube est plus ou moins rapproché de l'objet.

La déformation est toujours très marquée quand il s'agit d'un organe aussi tourmenté que le bassin, et surtout en ce qui concerne le détroit supérieur, qui ne peut être placé dans un plan parallèle à la surface réceptrice des rayons.

Pour ce qui est du détroit inférieur, il est certain qu'on peut en mesurer le diamètre transverse avec une erreur très faible. Il suffit, pour cela, de placer la femme de telle façon qu'elle soit assise sur la plaque photographique; car, dans cette position,

ce sont les tubérosités ischiatiques qui sont, pour ainsi dire, directe-
tement en rapport avec la plaque.

L'agrandissement, toujours faible, est dû seulement à l'épaisseur des fesses ; c'est-à-dire que, suivant les cas, il peut être tout
à fait nulle ou au contraire nullement négligeable.

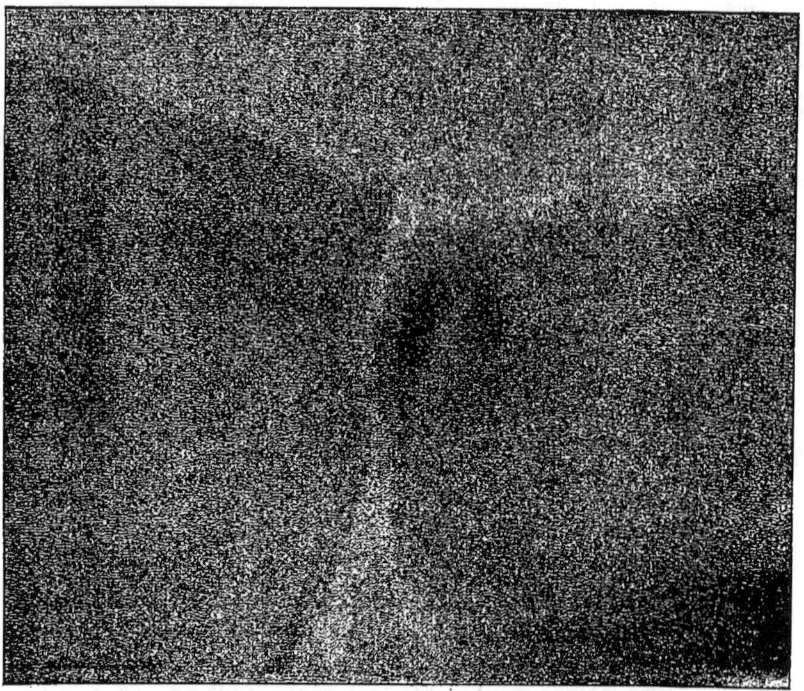

Fig. 3. — Symphyse pubienne d'un bassin oblique ovalaire acquis
(hôpital Lariboisière).

Mais une difficulté dont Müllerheim, qui préconise ce procédé,
ne fait aucune mention, et qui pourtant doit être très grande,
c'est celle qui consiste à placer le tube au-dessus du bassin, la
femme étant dans la station assise.

En excitant le tube suivant la méthode unipolaire, il est certain
que le problème est plus facilement résolu.

Dans les cas ,— rares il est vrai — où les épines sciatiques se
détachent nettement sur la radiographie, on peut, de la même
façon, mesurer assez exactement le diamètre bi-sciatique dont
l'agrandissement est toujours peu considérable.

MÉTHODE DE PELVIMÉTRIE PAR COMPARAISON

Principe. — M. Varnier a exposé cette méthode, qui lui est personnelle, à la séance du 20 août 1897, du Congrès de Moscou [1]. Elle consiste à comparer la radiographie de femmes vivantes avec

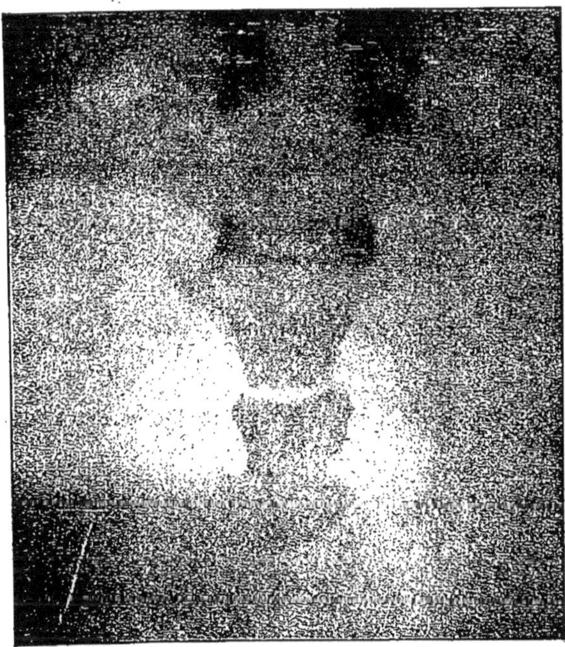

Fig. 4. — Partie inférieure de sacrum et coccyx, femme de 40 ans.

le bassin, de dimensions connues, d'un squelette, de manière à baser ainsi le pronostic d'un accouchement futur.

Pour établir sa comparaison, M. Varnier se sert de silhouettes-étalons obtenues avec des bassins secs, en se plaçant dans des conditions identiques à celles qui sont employées pour radiographier les bassins sur le vivant.

Résultats. — D'après M. Varnier, on pourrait mesurer ainsi, à 2 ou 3 millimètres près :

1) La distance des épines iliaques postérieures et supérieures;

[1] *Annales de Gynécologie*, 1897, p. 369.

2) la largeur du sacrum ;

3) la distance de la crête épineuse lombo-sacrée aux épines iliaques postérieures et supérieures ;

4) la distance du milieu du promontoire aux symphyses sacro-iliaques ;

5) la dimension transversale du détroit supérieur (en retranchant 2 centimètres aux dimensions fournies par la radiographie).

Critique. — M. Fabre a bien montré, dans un article du *Lyon Médical*[1], que les résultats obtenus par cette méthode étaient très approximatifs. En effet, quand la femme est en décubitus dorsal, couchée sur la plaque, le tube étant situé au-dessus du mont de Vénus, à une distance de 70 centimètres, on observe ce qui suit :

Les régions postérieures, placées très près de la plaque, sont peu déformées, et, cependant, l'erreur peut atteindre 1 centimètre sur la mensuration de la largeur de la face antérieure du sacrum.

Le sacrum est généralement mal venu par suite du sa structure spongieuse, de son obliquité, et de la convexité de sa face postérieure dans le sens transversal et dans le sens longitudinal.

Le coccyx et les trous sacrés sont généralement à peine visibles. Plus on se porte en avant, plus les différences sont grandes entre la radiographie et le squelette réel.

On conçoit, dès lors, quelles erreurs on peut commettre pour les régions antérieures, et, notamment, pour la symphyse pubienne, quand on veut la reproduire par ce procédé.

Le pubis étant, en effet, très éloigné de la plaque, se trouve considérablement agrandi, en même temps qu'il est très déformé à cause de son obliquité par rapport à la plaque.

MM. Pinard et Varnier ont radiographié 33 des femmes qu'ils ont opérées de symphyséotomie[2].

Sur 18, l'écartement inter-pubien « ne dépasse pas 11 à 12 millimètres », alors que cet écartement, chez des femmes non symphyséotomisées, est en moyenne de 5 à 6 millimètres (variant de 3 à 9).

Dans une deuxième catégorie de 10 bassins symphyséotomisés, les pubis sont « à une distance variant entre 19 et 25 millimètres».

Pour établir une pièce de comparaison à ces écartements, M. Varnier a symphyséotomisé un cadavre de primipare, puis il a placé entre les pubis une tige rigide mesurant successivement 1, 2, 3 centimètres; ce qui lui a permi de conclure que les

---

[1] *De la radiographie métrique*, n° du 23 juillet 1899.
[2] Société d'Obstétrique, Gynécologie et Pædiatrie, octobre 1899.

chiffres de 19 à 26 millimètres obtenus précédemment, « expriment l'écartement vrai des pubis, à coup sûr pas plus, probablement un peu moins ».

Le plus grand défaut de la méthode de M. Varnier, c'est de ne pas tenir compte du degré d'obliquité du détroit, variable avec chaque bassin, et qu'il est difficile d'évaluer avec une précision suffisante pour pouvoir placer le bassin vivant exactement dans la même position que le bassin sec.

Enfin, l'état de maigreur ou d'embonpoint des femmes est une cause d'erreur qui n'est nullement négligeable.

MÉTHODE DE PELVIMÉTRIE INDIRECTE

Levy et Thumin[1] disent avoir mesuré exactement, à l'aide de la trigonométrie, les diamètres conjugués, transverses et obliques des détroits supérieur et inférieur.

Mais il y a lieu d'établir des distinctions entre ces divers éléments, qui se trouvent dans des situations géométriques très différentes.

Pour ce qui est des diamètres conjugués et obliques, aussi bien du détroit supérieur que du détroit inférieur, cette mensuration ne peut être que très approximative, et cela pour deux raisons :

la première parce que le promontoire et le coccyx ne présentent aucune netteté, même sur les meilleures radiographies ;

la deuxième parce qu'il est très difficile de déterminer à l'avance, avec précision, le degré d'obliquité, par rapport à la plaque, de ces différents diamètres.

Les seules dimensions qui me paraissent pouvoir être ainsi précisées, sont celles de l'arcade pubienne et du diamètre transverse du détroit supérieur.

La mensuration de ce dernier diamètre, dont l'importance pratique est souvent très grande, offre, en clinique, de grandes difficultés, qui ont été reconnues de tout temps. Les procédés si nombreux de pelvimétrie externe ou interne ne donnent, en effet, pour lui, que des résultats insuffisants et très contestables, alors qu'on se trouve dans de bonnes conditions pour la radiographie.

On conçoit dès lors que, dès le début de la découverte de Röntgen, on ait songé à mesurer le diamètre transverse du détroit supérieur par ce procédé, en remarquant qu'il est situé dans un plan parallèle à la plaque photographique.

[1] *Deustche Medicinische Wochenschrift*, 1897, n° 32.

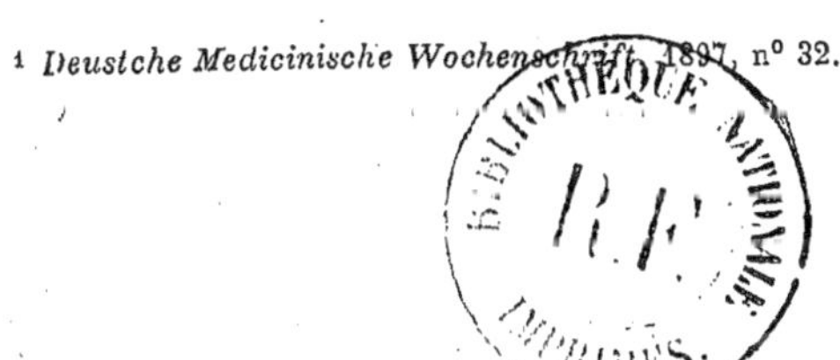

Müllerheim a étudié expérimentalement quel était l'agrandissement du diamètre transverse suivant l'éloignement du tube.

A une distance de 50 centimètres du bassin, un diamètre transverse de 13 centimètres a une longueur de 16 centimètres sur la radiographie.

Quand le tube est à 60 centimètres, le même diamètre n'a plus que 15 centimètres 1/2, et 15 centimètres seulement quand l'ampoule est à 70 centimètres.

Müllerheim insiste avec raison sur la nécessité de mettre le tube de Crookes bien exactement en face du centre de la symphyse pubienne ; mais il faut, de plus, que tout soit parfaitement symétrique dans les positions respectives de la plaque, du bassin et de l'ampoule, pour pouvoir affirmer qu'un bassin asymétrique sur la radiographie l'est bien en réalité et inversement.

M. Varnier admet que, dans les conditions où il opère, il lui suffit de retrancher 2 centimètres aux dimensions fournies par la radiographie, pour avoir la longueur du diamètre transverse du détroit supérieur.

Mais il est évident que ce procédé empirique de mensuration expose à de graves erreurs, puisque, en admettant que le tube soit toujours placé à la même distance de la plaque, rien n'est plus variable que la hauteur du bassin et l'épaisseur des parties molles sous-jacentes, conditions qui influent beaucoup sur l'agrandissement.

DE LA RADIOGRAPHIE MÉTRIQUE [1]

Il était impossible, jusqu'à ces derniers temps, de mesurer les dimensions, et de reproduire le graphique du détroit supérieur sur les bassins vus de face, sans avoir recours à un calcul compliqué et à base incertaine.

A la séance du 8 juin 1899, M. le professeur Fochier a présenté, à la Société de Chirurgie de Lyon, un procédé très simple, qui permet de faire des mensurations précises sur les radiographies, et notamment d'obtenir, en vraie grandeur, la courbe du détroit supérieur, dont l'importance clinique est si considérable.

Principe. — Cette méthode a reçu le nom de radiographie métrique en tant que méthode générale.

Pour l'appliquer au bassin, il suffit de placer autour de lui des

---

[1] Résumé de l'article de M. FABRE in *Lyon Médical*, n° du 23 juillet 1899. — Je remercie M. Fabre de l'obligeance avec laquelle il a mis ses clichés à ma disposition.

règles métalliques dentées de centimètre en centimètre, ou des réseaux composés de fils métalliques séparés par un centimètre de distance, de façon à constituer une sorte d'échelle de déformation.

Il est évident, en effet, que, sur la radiographie, ces règles ou réseaux subissent les mêmes déformations que la région à examiner ; mais les intervalles compris entre les fils ou les dents correspondant toujours à des centimètres, quelle que soit la

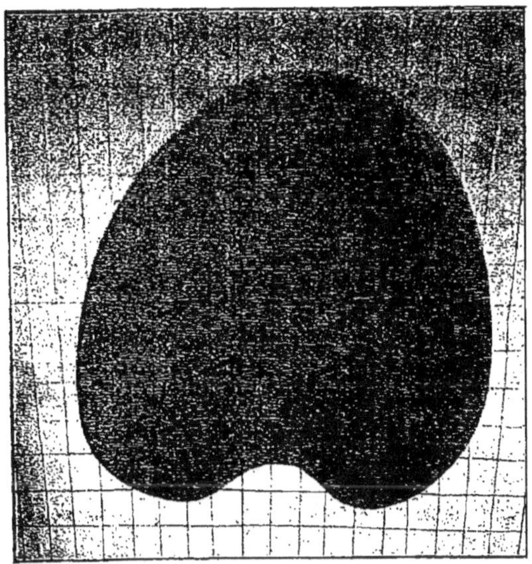

Fig. 5. — Radiographie obtenue avec une plaque reproduisant la courbe d'un détroit supérieur asymétrique.

dimension de ces intervalles sur l'épreuve, la correction est des plus faciles.

Pour se convaincre de la réalité de ce fait, il suffit de découper, dans une feuille de zinc, une plaque qui soit la reproduction de l'aire d'un détroit supérieur quelconque.

On place ensuite cette plaque sur un cadre dans lequel sont tendus des fils métalliques distants de 1 centimètre, dans deux directions perpendiculaires l'une à l'autre.

Si on incline ce cadre à 45° sur l'horizon, un de ses bords touchant la plaque photographique, on obtient une image analogue à celle qui est représentée dans la figure 5.

Il est impossible de reconnaître, sur cette épreuve, l'image

réelle de la plaque de zinc, qui est représentée sur la figure 6 avec
la même réduction, mais après correction

On voit nettement, sur la figure 5, la déformation plus ou moins
marquée que subissent ces différents carrés, dont les côtés sont
cependant tous de 1 centimètre.

Ceux qui sont au voisinage de la plaque (partie inférieure de la
figure 5) sont peu déformés, tandis que ceux qui en sont éloignés
sont transformés en des trapèzes irréguliers et beaucoup plus
grands que les inférieurs.

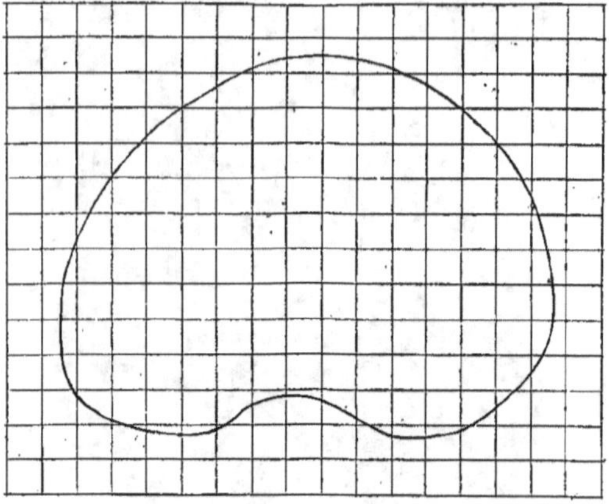

Fig. 6. — Reproduction de la plaque qui a servi à obtenir la radiographie
précédente.

Comme les entrecroisements des fils correspondent toujours à
des centimètres, il suffit, pour retrouver la forme et les dimensions de la plaque de zinc, de fixer sur un papier quadrillé au
centimètre les points où le bord de la plaque coupe les différents
fils du réseau.

C'est l'opération qui a été exécutée pour obtenir la figure 6,
dont les dimensions correspondent exactement à celles de la
plaque de zinc.

Résultats. — Le dispositif à employer varie suivant la région
dont on veut obtenir les dimensions exactes.

Quand les lignes à mesurer sont situées dans le même plan, la
radiographie métrique est simple et très précise.

Ainsi, pour mesurer les déplacements d'un trochanter par
rapport à celui du côté opposé, il suffit de placer latéralement deux
règles dentées dans le plan déterminé par les fémurs, et parallè-
lement l'une à l'autre.

En traçant sur l'épreuve des lignes transversales passant par les dents, on voit si l'un des trochanters est placé 2 ou 3 dents, c'est-à-dire 2 ou 3 centimètres au-dessus de l'autre.

Parmi les applications de la radiographie métrique, la plus

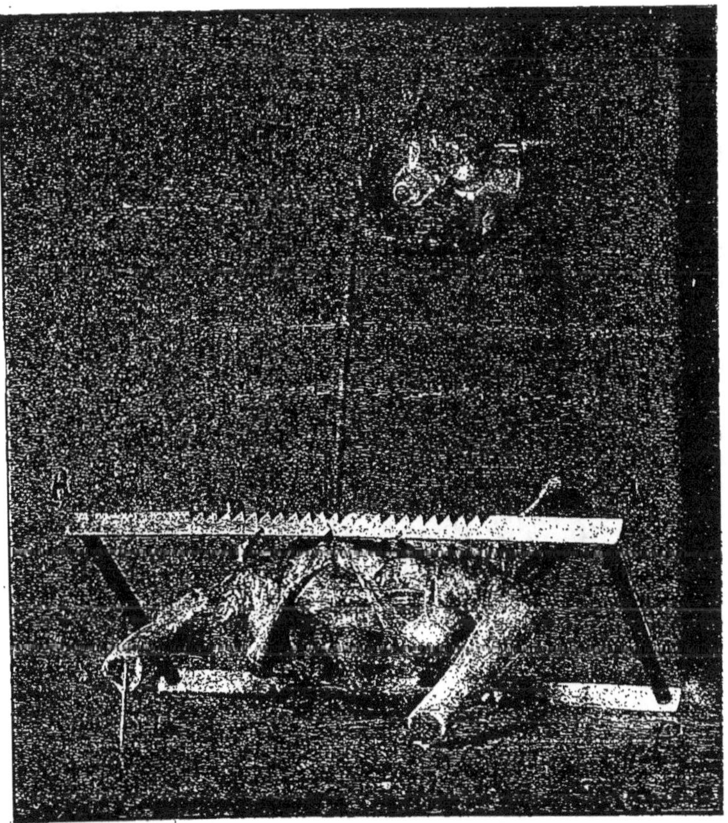

Fig. 7. — Dispositif employé pour obtenir des radiographies mensurables du détroit supérieur.
R A, règle antérieure ; R P, règle postérieure ; T tube de Crookes.

importante est certainement la détermination du détroit supérieur dans sa forme et ses dimensions.

Pour cela, il suffit de placer autour du bassin 4 règles formant cadre, en coïncidence avec le plan du détroit supérieur.

Ce plan se détermine en disposant la règle antérieure au niveau du bord supérieur du pubis, et la règle postérieure entre la cinquième vertèbre lombaire et les épines iliaques postérieures et supérieures (figure 7).

Le cadre employé par MM. Fabre et Destot est composé de règles de cuivre dentées centimètre par centimètre.

Sur la règle postérieure, sont fixées à angle droit les deux règles latérales, qui portent sur leurs bords deux tubes, dans lesquels coulissent des tiges fixées à la règle antérieure (fig. 7).

Les dents, dirigées vers le bassin, sont entourées de lames de bois pour protéger les téguments des malades.

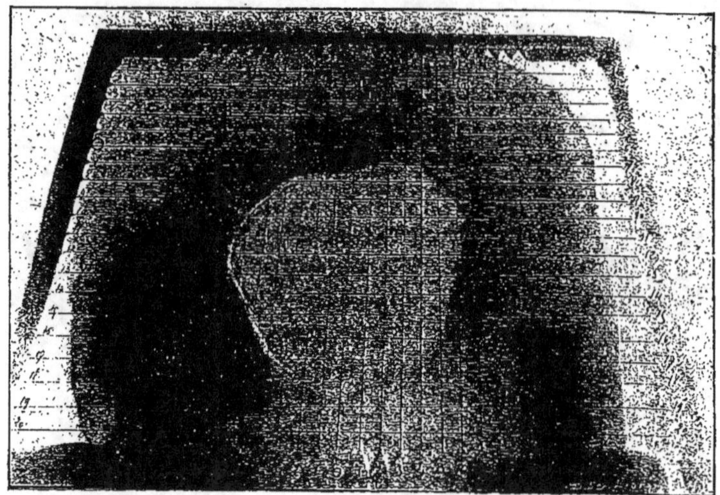

Fig. 8. — Radiographie du bassin obtenue sur le vivant. Sur l'épreuve on a uni par des lignes les dents de même ordre des règles opposées.

Le tube de Crookes est placé sur la perpendiculaire élevée au centre du plan du détroit, c'est-à-dire sur la ligne ombilico-coccygienne, à 60 centimètres environ de la plaque photographique placée sous les fesses de la malade (fig. 7).

En disposant ainsi l'expérience, on obtient, sur le bassin sec, une radiographie analogue à celle qui est représentée par la fig. 10.

L'image du détroit supérieur est évidemment déformée ; mais les dents des règles ont subi les mêmes déformations que le bassin, et elles correspondent toujours à des centimètres.

La fig. 8 est la reproduction d'une radiographie métrique du détroit supérieur faite sur le vivant; la fig. 9 en étant la restitution.

Si nous cherchons, par exemple, à déterminer à quelle distance de la ligne médiane se trouve le point de la silhouette du détroit supérieur qui correspond au transverse maximum, il suffit d'unir par une ligne droite les dents de même ordre de la règle antérieure à celles de la règle postérieure à ce niveau (fig. 10).

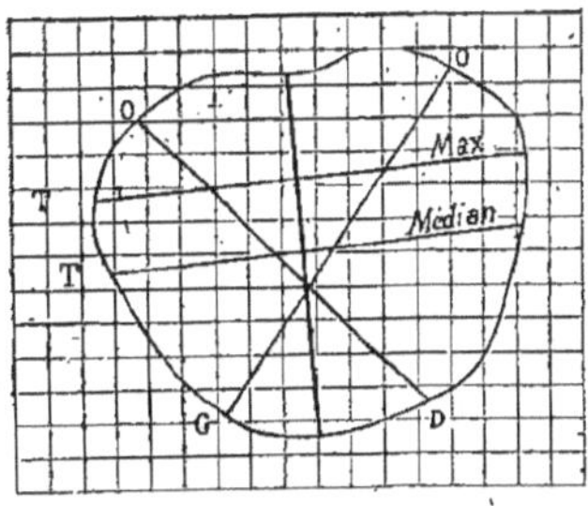

Fig. 9. — Restitution de la courbe du détroit supérieur de la radiographie précédente, la réduction des deux figures est la même.

Nous voyons alors que le point que nous cherchons à déterminer est sur la ligne qui unit les dents n° 7, c'est-à-dire qu'il est à 7 centimètres de la ligne médiane.

En faisant la même opération du coté opposé de la ligne médiane, on obtient les dimensions réelles du transverse maximum, qui sont de 14 centimètres dans ce cas.

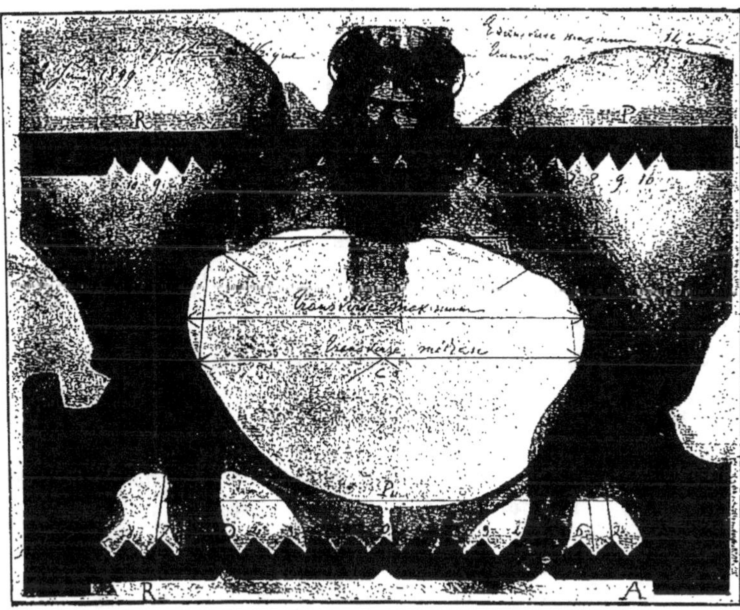

Fig. 10. — Radiographie obtenue avec le dispositif représenté dans la fig. 4 sur un bassin sec.
R A, image de la règle antérieure; R P, image de la règle postérieure; Pu, pubis; Pr, le promontoire; C, le centre du bassin, le transverse maximum a 14 centimètres, le transverse médian a 13 cent. 2.

Les dimensions du transverse médian peuvent être déterminées par une construction des plus simples.

Il suffit de faire passer par le promontoire une ligne transversale, et une autre ligne parallèle passant par le pubis.

Ces deux lignes coupent les lignes unissantes de la septième dent par exemple, à droite et à gauche en 4 points, constituant avec elles un trapèze.

En traçant les diagonales de ce trapèze, on obtient le centre du détroit supérieur en un point C (fig. 10).

Il ne reste plus qu'à évaluer la longueur de la transversale passant par ce point; or elle mesure ici 13 centimètres 1/2 d'après les dents.

Quand les extrémités des lignes à mesurer ne coïncident pas exactement avec les lignes unissantes des dents, il suffit de diviser chaque intervalle en 10 parties égales, et d'ajouter autant de millimètres qu'il y a de dixièmes dans le segment de ligne qui est en surplus.

Pour les dimensions antéro-postérieures, elles sont fournies par les lignes qui unissent les dents des règles latérales.

Critique. — Cette méthode est beaucoup plus précise que celle de M. Varnier, et elle permet d'éviter les erreurs de calcul de la trigonométrie appliquée à des données si incertaines.

Grâce à cette adjonction de règles dentées, toute radiographie porte avec elle son échelle dans un plan déterminé, quelle que soit la position du tube, et même quel que soit le retrait ou l'allongement du papier photographique sous l'influence du lavage.

Il faut cependant reconnaître que la difficulté d'obtenir une bonne image du sacrum et du promontoire, enlève beaucoup de la précision qu'on est en droit d'attendre dans l'emploi de ce procédé, qui n'en est encore, d'ailleurs, qu'à ses débuts.

C'est surtout pour la mensuration du diamètre antéro-postérieur que le peu de netteté du promontoire présente des inconvénients sérieux.

La structure spongieuse du sacrum, son obliquité par rapport à la plaque photographique, et le rôle d'écran joué par la masse des parties molles qui le précèdent, sont les causes, impossibles à éviter, du manque de netteté de son image.

Je rappelle qu'en mars 1899, en collaboration avec M. Brindeau, j'ai radiographié un certain nombre de bassins d'enfants complètement vidés, dans le but de déterminer, en évitant toutes les causes d'erreur, la courbe infantile du détroit supérieur, et le profil de l'excavation au préalable remplie de mercure.

Nous nous sommes rapidement aperçus que, même sur de très bons clichés, il était impossible de préciser avec certitude la situation du promontoire, si on n'avait pas pris, au préalable, la précaution d'enfoncer une épingle entre le sacrum et la cinquième vertèbre lombaire, après avoir déterminé le promontoire par le toucher.

C'est à cette seule condition, la tête de l'épingle constituant un point de repère très net, que nous avons pu, dans tous les cas, savoir quel était le siège exact du promontoire [1].

Le procédé qui paraît le plus simple, à employer pour préciser ce point sur le vivant, est celui qui a été indiqué par M. Tixier.

Il consiste à faire pratiquer le toucher, pendant une partie de la séance radiographique, par un aide dont le doigt est coiffé d'un dé à coudre, dont le fond a été enlevé de façon à permettre l'issue de la pulpe digitale, seule capable de déterminer exactement le promontoire. Le pelvimètre de M. Crouzat peut être employé ici avec grand avantage.

La radiographie métrique, facile à exécuter dans les premiers mois de la grossesse, peut être employée même au voisinage du terme, alors que la tête est arrêtée au-dessus du détroit supérieur.

Elle est d'ailleurs encore possible, quoiqu'elle ait alors moins d'intérêt, quand la tête est dans l'excavation.

---

[1] Communication à la *Société Obstétricale de France*, séance annuelle avril 1899.
